CONTRIBUTION A L'ÉTUDE

DES

ANÉVRYSMES DE L'AORTE ABDOMINALE

PAR

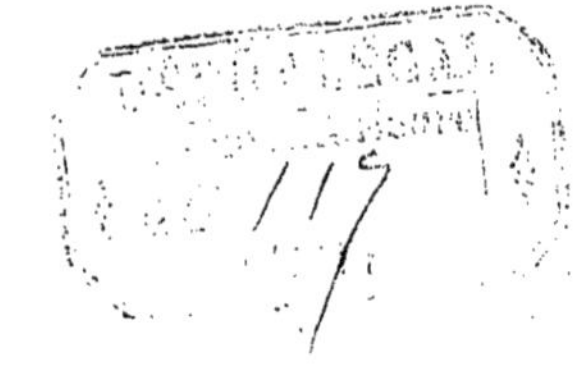

Le Dr Paul BOUEL

Ancien interne provisoire des hôpitaux de Paris
Médaille de bronze de l'Assistance publique

PARIS

G. STEINHEIL, ÉDITEUR

2, RUE CASIMIR-DELAVIGNE, 2

—

1890

CONTRIBUTION A L'ÉTUDE

DES

ANÉVRYSMES DE L'AORTE ABDOMINALE

IMPRIMERIE LEMALE ET Cie HAVRE

CONTRIBUTION A L'ÉTUDE

DES

ANÉVRYSMES DE L'AORTE ABDOMINALE

PAR

Le Dr Paul BOUEL

Ancien interne provisoire des hôpitaux de Paris
Médaille de bronze de l'Assistance publique

PARIS

G. STEINHEIL, ÉDITEUR

2, RUE CASIMIR-DELAVIGNE, 2

1890

CONTRIBUTION A L'ÉTUDE

DES

ANÉVRYSMES DE L'AORTE ABDOMINALE

AVANT-PROPOS

Nous tenons à mettre en tête de ce modeste travail le nom de notre excellent maître, le Dr Rendu, car nous lui avons voué une éternelle reconnaissance, non seulement pour la bienveillance qu'il nous a toujours témoignée alors que nous étions son élève, mais aussi pour les preuves d'affectueux dévouement qu'il nous a données dans de tristes circonstances.

Nous adressons aussi nos remerciements à M. le professeur Richet, au Dr Féréol, chez qui nous avons passé nos premières années d'externat.

Pendant dix-huit mois, le professeur Dieulafoy nous a fait profiter chaque matin de sa haute science clinique et c'est lui qui le premier nous a familiarisés avec l'examen des malades. Nous lui en serons toujours profondément reconnaissant.

Nous n'oublions pas non plus MM. Brun, Talamon, Brault, Seglas, M. le professeur Panas qui tous ont été nos maîtres pendant un laps de temps malheureusement trop court, mais pas assez cependant pour que nous n'en ayons gardé un excellent et durable souvenir.

M. Brissaud nous a toujours témoigné, lorsque nous étions interne provisoire dans son service, une bienveillance et une sympathie qui nous ont bien fait regretter de ne pas pouvoir passer sous sa direction une année complète.

Quant à M. le professeur Cornil, il veut bien accepter la présidence de notre thèse ; déjà nous avions eu la bonne fortune de passer comme interne provisoire un an dans son service, nous lui sommes donc doublement reconnaissant et pour la large part qu'il a prise à notre éducation médicale et pour l'honneur qu'il nous fait aujourd'hui.

Une suite de circonstances malheureuses ne nous a pas permis, à notre grand regret, de passer par le service de M. le Dr Labric, mais nous tenons cependant à le remercier ici de l'obligeance avec laquelle il nous a prodigué ses conseils toutes les fois que nous avons eu recours à lui et de l'affection qu'il nous a toujours témoignée.

Après avoir examiné dans le service de notre maître, M. le
Dr Rendu un malade porteur d'un volumineux anévrysme de
l'aorte abdominale, nous avons été surpris de voir que cette
tumeur énorme avait passé inaperçue pendant plus de deux ans.
Dès le premier examen, à la suite d'explorations minutieuses il
est vrai le diagnostic d'anévrysme fut porté et le malade fit quelques jours plus tard le sujet d'une leçon clinique. Avant son
entrée à l'hôpital Necker il avait été soumis à l'examen de plusieurs médecins et aucun d'eux n'avait émis l'hypothèse d'une
tumeur anévrysmale, et l'on verra dans l'observation détaillée
que nous rapportons plus loin la série de diagnostics qui avaient
été successivement posés.

Or ce fait est loin d'être une exception et dans nombre de cas
ces affections ne sont pas reconnues du vivant du malade.

En effet, sur 104 cas réunis par Lebert, 30 fois le diagnostic
n'a pu être fait qu'après la mort ; la tumeur a donc été méconnue
ou prise pour une autre affection dans 1/4 des cas.

Nous nous proposons, dans ce modeste travail, de rechercher
les causes de ces erreurs et d'étudier les moyens de les éviter
autant que possible.

Pour cela, voyons tout d'abord dans quelles conditions se présentent habituellement les anévrysmes de la portion abdominale
de l'aorte et quelles causes générales ou locales on rencontre le
plus souvent en étudiant l'étiologie de cette affection.

D'après les observations où l'âge des malades a été noté on
trouve que leur plus grande fréquence est entre 45 et 50 ans.

Les hommes sont atteints beaucoup plus souvent que les fem-

mes ; ce qui découle tout naturellement du genre de vie des pre-
miers ; l'affection est plus fréquente aussi parmi les travailleurs
que parmi les gens de la classe aisée. Dans nombre de cas, en
effet, la formation de l'anévrysme a pour cause un effort violent,
ou tout au moins l'habitude des travaux pénibles et les efforts
répétés. Les métiers de déménageurs, hommes de peine, char-
pentiers se retrouvent à tout moment dans les observations.

Presque toujours chez ces malades, le système artériel tout
entier est le siège d'altérations plus ou moins profondes, ce
sont des athéromateux présentant tous les signes extérieurs de
l'artério-sclérose.

Vieillis avant l'âge, chauves, ayant la peau sèche et amincie,
un cercle sénile marqué de bonne heure, ils ont les artères
flexueues, rigides et tapissées de plaques calcaires ; dans ces
conditions une cause occasionnelle légère peut suffire à déterminer la formation d'un anévrysme au point de moindre résistance.
On doit donc trouver, et l'on trouvera en effet chez ces malades,
toutes les causes pathogéniques de l'artérite chronique et en première ligne l'abus de l'alcool, la syphilis, le rhumatisme et la
goutte.

L'hérédité a aussi une influence manifeste en prédisposant de
bonne heure aux dégénérescences artérielles. Certaines maladies
virulentes enfin, la variole en première ligne, touchent le système cardio-vasculaire, et y laissent parfois des altérations per-
manentes.

Si maintenant, considérant les différentes artères du corps,
nous cherchons quelle est la fréquence relative des anévrysmes de
l'aorte abdominale, nous voyons qu'elle arrive en troisième ligne,
c'est-à-dire après l'aorte thoracique et la poplitée ; et notons que
dans 1/4 des cas la vraie nature de l'affection n'est reconnue qu'à
l'autopsie et que, par suite, nombre de cas passent inaperçus et
sont classés sous une fausse étiquette lors de la mort des malades.

Il semblerait cependant qu'il dut en être autrement, et ces tumeurs généralement volumineuse devraient être au moins aussi
faciles à reconnaître que les anévrysmes qui siègent dans le tho-

rax. La région abdominale est, en effet, d'une exploration relativement facile et la palpation peut s'y exercer beaucoup plus aisément qu'au niveau de la région thoracique où l'on est constamment gêné par l'enveloppe osseuse qui recouvre et protège les organes sous-jacents.

Voyons donc quels sont, parmi les symptômes de ces anévrysmes, les plus propres à mettre le clinicien sur la voie du vrai diagnostic, et s'il n'y a pas quelque signe capable de changer la présomption en certitude dans les cas douteux.

SYMPTOMES

Nous n'étudierons pas ici les très nombreux symptômes des tumeurs anévrysmales en général, tels que matité et réductibilité de la tumeur, thrill, battements, souffles simples ou doubles ; tous ces signes objectifs n'ont en effet aucun caractère spécial dans la région qui nous occupe.

Ce sont là des faits que l'on constate plus ou moins nettement dans toutes les tumeurs anévrysmales, quel que soit leur volume et dans quelque région qu'elles se trouvent placées Souvent même ils échappent à l'examen ou sont fort difficiles à constater dans les anévrysmes de l'aorte abdominale à cause de l'épaisseur des tissus et du grand nombre de plans qui les séparent de la superficie surtout quand la tumeur siège comme cela est la règle à la partie la plus élevée de la portion abdominale de l'aorte, au voisinage de l'origine du tronc cœliaque. La réductibilité, en particulier, est presque toujours très vague parce que l'absence de plan résistant empêche de comprimer la tumeur et d'y exercer les pressions méthodiques indispensables pour mettre ce signe en évidence.

Il est, par contre, quelques symptômes qui prennent dans les cas qui nous occupent une importance prépondérante et qui méritent de nous arrêter quelque peu.

Ce sont entre autres certains caractères du symptôme douleur, caractères qu'il faut bien connaître, car ce symptôme est souvent le seul qui puisse mettre les cliniciens sur la voie du diagnostic pendant toute la première période de l'affection ; l'expansion qui prend dans certains cas l'importance d'un véritable signe pathognomonique et qui offre quelques particularités surtout au point de vue de l'examen du malade et des moyens à employer pour la percevoir nettement, enfin les modifications de la circulation générale dans les vaisseaux qui prennent naissance au-dessous de la tumeur. A ces symptômes de première importance, il faut joindre l'étude de quelques signes secondaires mais spéciaux aux anévrysmes de la région qui nous occupe.

Pendant une première période, souvent fort longue, la douleur est en général le seul symptôme qui attire l'attention et c'est le plus souvent à cause des douleurs qu'il éprouve que le malade vient se présenter à l'examen du médecin. Malheureusement, au début tout au moins, rien ne peut indiquer quel est le point de départ de ces douleurs, rarement, en effet, elles ont un siège précis ; le plus souvent ce sont des irradiations douloureuses suivant parfois le trajet d'un nerf et parfois au contraire se montrant loin du point malade avec lequel elles ne semblent avoir aucun rapport. Même alors que le diagnostic est établi, il arrive qu'on ne puisse s'en rendre compte par aucune explication physiologique, tel le malade de l'observation II qui présente comme signe de début une douleur dans la jambe gauche avec gonflement du genou.

Le plus souvent ce sont des douleurs vagues, mal définies, variables d'un jour à l'autre.

On comprend que, dans ces cas, ce symptôme n'ait que fort peu de valeur et que rarement il puisse suffire à guider le médecin vers la véritable cause des accidents constatés ; dans nombre de cas même ces douleurs irradiées attirent l'attention vers un organe quelconque et induisent en erreur en simulant les affections les plus variées des organes abdominaux ou même du membre inférieur.

On ne peut éviter de tomber dans des erreurs de ce genre que si l'on examine avec le plus grand soin tous les organes du malade et si l'on songe à la possibilité d'une tumeur anévrysmale, lorsque cet examen ne permettra pas de porter un diagnostic qui donne à l'esprit pleine satisfaction.

Mais il est heureusement des cas où les douleurs présentent des caractères spéciaux, soit dans leur siège soit dans les causes qui les exaspèrent ou qui les calment. Souvent, en effet, elles sont paroxystiques et les accès sont déterminés par une cause particulière.

C'est ainsi que chez le malade qui fait l'objet de l'obs. I, les douleurs vives se montraient chaque fois qu'il faisait une longue marche. L'équitation dont il usait beaucoup avant le début de sa maladie, lui était devenue tout à fait impossible, parce qu'elle déterminait des douleurs atroces vers le bas du dos avec irradiations à l'abdomen.

Un autre malade (obs. II) ressentait dans la jambe droite des douleurs vives, mais ces douleurs n'avaient jamais lieu que dans la station debout et elles se calmaient presque instantanément dans le décubitus dorsal. Dans ces deux cas, le fait seul que les douleurs se calmaient immédiatement et toujours par le repos et le changement de position devait attirer l'attention et faire rechercher avec soin les autres signes d'une tumeur anévrysmale.

Il est aussi très fréquent de trouver un point douloureux dorsal. Ce point siège en général au niveau de la septième et de la huitième vertèbre dorsale, quelquefois au niveau de la deuxième vertèbre lombaire ; tantôt ce sont des points fixes, bien localisés mais tantôt aussi ils donnent naissance à des douleurs irradiées qui suivent les paires nerveuses correspondantes et déterminent par suite de véritables douleurs en ceinture.

Quand la tumeur anévrysmale siège à la partie supérieure de l'aorte abdominale, au voisinage de l'origine du tronc cœliaque on constate presque toujours des points douloureux à l'épigastre. Souvent aussi ces douleurs s'accompagnent de troubles digestifs graves, de vomissements.

Chez un malade les crises gastralgiques se renouvelaient chaque fois que l'estomac était rempli de matières alimentaires ; ces crises étaient suivies de vomissements et les douleurs se calmaient dès que l'estomac s'était vidé de son contenu. On conçoit que, dans ces cas, on soit tout porté à attribuer les douleurs à une affection organique de l'estomac.

Enfin, il arrive parfois que, dans le cours de la maladie, le patient ressente tout à coup, au niveau de la tumeur, une douleur beaucoup plus vive que d'habitude, douleur atroce, déchirante, le plus souvent accompagnée de syncope. Dans ces cas on doit craindre qu'il se soit fait une déchirure au niveau d'un point faible de la poche anévrysmale ; il peut se faire que cette déchirure donne seulement lieu à une augmentation de volume de la tumeur, par formation d'un anévrysme faux consécutif ; mais un tel accident doit faire craindre une rupture complète et précède généralement de peu la terminaison par mort subite. A côté du symptôme douleur, nous devons en signaler immédiatement un autre qui, d'ailleurs, lui est intimement lié ; nous voulons parler de la *claudication intermittente*.

Ce signe s'est montré de la façon la plus nette, chez le malade qui fait l'objet de l'obs. I. Au début de sa maladie, nous raconte-t-il, il pouvait bien faire quelques pas sans souffrir, puis tout à coup survenaient des douleurs paroxystiques des plus violentes, qui entraînaient une impotence fonctionnelle plus ou moins complète. Il s'arrêtait alors quelques moments et tous ces troubles se passaient en quelques minutes, au point qu'il pouvait reprendre sa marche. Or, c'est là un symptôme, qui, bien que peu fréquent, a une valeur considérable et mérite d'être signalé, quand il est nettement établi et qu'il se reproduit assez fréquemment, il est, on peut dire, pathognomonique.

Il est un autre symptôme, commun à toutes les tumeurs anévrysmales, mais qui a une importance de premier ordre, dans les cas d'anévrysmes de l'aorte abdominale, nous voulons parler de l'expansion. Ce signe est, en effet, à peu près constant, et lorsqu'il est nettement perçu il peut permettre à lui seul d'affirmer le diagnostic d'anévrysme. Chaque fois que l'idée d'une tumeur anévrysmale possible vient à l'esprit, il est de première nécessité de rechercher ce signe avec soin, puisque l'anévrysme seul peut lui donner naissance.

En effet, lorsqu'une tumeur d'autre nature, un kyste, un abcès, siège au-devant d'une grosse artère ou lui est accolée, elle peut répercuter les battements de cette artère, mais jamais elle ne donnera la sensation nette de l'expansion dans tous les sens. II en est de même pour certaines tumeurs vasculaires, tumeurs des os, carcinomes télangiectasiques, etc. Elles sont parfois le siège de battements isochrones aux pulsations, mais jamais on n'y constate les signes de l'expansion vraie.

« La sensation que l'on éprouve en palpant un anévrysme est « différente de celle que produit une tumeur formée par un lacis « vasculaire. Dans le cas d'anévrysme on sent que la force expan- « sive se propage d'un point de la tumeur à toute sa masse ; « dans le cas de tumeurs vasculaires, on sent la réplétion se faire « simultanément dans toutes les parties (1).

Nous ne voyons qu'une seule sensation qui soit de tous points analogues à celle de l'expansion des tumeurs anévrysmales, c'est celle que donne le foie lorsqu'il est le siège de battements provo- qués par une insuffisance de la valvule tricuspide. Dans ces cas, en effet, lorsque l'on applique la main sur l'hypochondre droit et au niveau du creux épigastrique on sent, à chaque battement du cœur, une pulsation profonde qui soulève largement la main. Cette pulsation est systolique et absolument isochrone aux batte- ments du cœur. On a longtemps songé qu'il s'agissait dans ces cas de battements communiqués au foie ; mais l'on peut s'assurer que cette pulsation dure trop longtemps pour être due à un sim- ple battement et dans les cas où l'exploration est facile, il n'est pas douteux que l'on n'ait affaire à une véritable expansion de tout l'organe. Même dans ces cas, il est facile d'éviter l'erreur si l'on songe que l'expansion est exactement limitée à la glande hépatique et surtout si l'on constate qu'à ce niveau on n'entend aucun bruit de souffle ni aucun murmure.

Connaissant maintenant la haute valeur de ce signe et son importance pour le diagnostic des anévrysmes de l'aorte abdomi- nale, nous devons en étudier avec soin les caractères et recher- cher quels sont les modes d'exploration les plus propres à le mettre en évidence.

(1) LEFORT. *Dict. encyclopédique*, art. Anévrysmes.

On entend par expansion l'augmentation de volume dans tous les sens qu'éprouve le sac anévrysmal chaque fois que l'ondée sanguine vient le distendre. Cette augmentation de volume de la tumeur à chaque systole résulte des changements qui surviennent alors dans la pression ou tension artérielle ; chaque fois que l'ondée sanguine poussée par le ventricule dans le système artériel vient augmenter tout à coup la tension dans ce système, la poche élastique qui constitue l'anévrysme se laisse dilater par cette augmentation de pression pour revenir ensuite sur elle-même au moment de la diastole. La production de ce phénomène se traduit par une sensation toute spéciale et absolument caractéristique, mais qu'il n'est malheureusement pas toujours facile de percevoir. Il est d'abord nécessaire pour qu'elle se produise que le sac ne renferme pas une trop grande quantité de caillots car plus la couche de caillots doublant la paroi sera épaisse, moins l'expansion se fera nettement sentir. Dans les anévrysmes anciens et remplis de caillots stratifiés, ce signe peut faire totalement défaut.

D'autre part, on ne peut percevoir la sensation d'expansion qu'à condition de pouvoir placer deux doigts ou les deux mains de part et d'autre de la tumeur, mode d'examen qui n'est pas réalisable dans tous les cas. C'est ainsi que, dans les anévrysmes thoraciques, il faut que la tumeur vienne faire saillie au dehors entre les espaces intercostaux ou après avoir détruit les cartilages, ou éroder les côtes. Dans ces cas, c'est un signe tardif et par cela même son importance est beaucoup moindre, l'anévrysme thoracique étant on ne peut plus facile à diagnostiquer dès qu'il fait au dehors une saillie appréciable. Dans la région abdominale, au contraire, tous les plans étant dépressibles, ce symptôme prend une importance capitale, car il est souvent possible de le percevoir à une période où la plupart des autres signes font encore défaut. Il suffit, pour cela, de le rechercher avec soin et méthode.

Lorsque l'on a reconnu par la palpation une tumeur abdominale que l'on suppose devoir être un anévrysme il faut examiner la région en prenant toutes les précautions ordinaires de la palpation abdominale profonde : le ventre sera relâché autant que possible, le malade respirera librement et profondément; on obtiendra la vacuité aussi complète que possible de l'estomac et des intestins. Puis la palpation sera d'abord superficielle, douce pour pénétrer aussi loin que possible sans provoquer la contraction si gênante des muscles abdominaux qu'éveille une pression forte ou même le froid des mains du médecin.

L'autre main sera placée en arrière, dans la partie la plus dépressible de la région lombaire, comme s'il s'agissait d'explorer le rein. En agissant ainsi on finira par déprimer peu à peu tous les plans interposés et par sentir nettement la tumeur entre les deux mains. Dès lors, on pourra percevoir à chaque systole les battements dont la tumeur est animée et, en outre de ces battements, la main éprouvera une sensation spéciale, toute particulière, due aux alternatives de distension et de rétraction de la tumeur.

On sent nettement qu'à chaque systole les deux mains sont écartées l'une de l'autre pour se rapprocher ensuite au moment de la diastole. Quand la tumeur est volumineuse on peut même constater ce phénomène par la vue et l'écartement des mains à chaque systole est manifeste pour les assistants eux-mêmes.

Quand ce symptôme est nettement constaté et qu'il s'y joint les signes d'auscultation propres aux tumeurs anévrysmales, le diagnostic devient évident.

A ce signe nous devons rattacher les modifications de la circulation générale dans les vaisseaux situés en aval de la tumeur, modifications qui se trouvent aussi sous la dépendance immédiate de l'élasticité des parois du sac.

Nous allons trouver, dans cet ordre d'idées, une série de phénomènes fort intéressants au point de vue du diagnostic et à celui de la physiologie pathologique.

Dans tous les anévrysmes de l'aorte, l'interposition d'une poche élastique sur le trajet du vaisseau influence d'une façon importante la circulation des artères situées au-dessous d'elle, quand la lésion siège à l'origine de l'aorte, toute la circulation périphérique est modifiée ; quand, au contraire, la tumeur occupe l'aorte abdominale, on conçoit que son action ne puisse se faire sentir que dans le cercle artériel inférieur, dans les vaisseaux dont le point d'origine est en aval de l'ouverture du sac. On pourra, dès lors, constater une différence notable entre le pouls de l'artère radiale par exemple et le pouls de la fémorale. Cette différence dûment constatée, avec ou sans appareil enregistreur, suffit à affirmer que la lésion siège sur l'aorte abdominale.

A l'état normal, lorsque l'on applique l'oreille sur la région précordiale et que l'on place en même temps le doigt sur l'artère radiale de façon à la déprimer légèrement on éprouve deux sensations qui paraissent simultanées mais qui, en réalité, ne le sont pas. Les expériences faites par Marey à l'aide d'appareils enregistreurs de grande précision ont démontré que le pouls éprouve un retard d'autant plus accusé que l'on examine les pulsations d'une artère plus éloignée du cœur.

On sait, d'autre part, qu'une poche extensible placée sur le trajet d'un vaisseau diminue la tension sanguine et ralentit le cours du sang. Il s'ensuit qu'au-dessous d'une poche anévrysmale le pouls est diminué d'amplitude et offre un ralentissement plus considérable qu'à l'état normal.

Dans le cas d'anévrysme de l'aorte abdominale, cette action ne se fait naturellement sentir que dans les vaisseaux nés au-dessous du sac, et elle est facile à constater au niveau des artères fémorales ou de leurs branches.

Chez le malade de l'observation I, on pouvait constater même avec le doigt une différence évidente entre le pouls radial et le pouls fémoral, et tandis que la pulsation de l'artère du bras semblait coïncider avec la systole cardiaque, il s'écoulait un temps appréciable entre le choc de la pointe du cœur et la pulsation des artères du membre inférieur. Ce symptôme est très marqué dès que le malade est debout et surtout lorsqu'il a marché un peu ; il l'est encore, mais beaucoup moins, quand il est au repos ou dans le décubitus dorsal. Chez ce même malade la tension artérielle est très affaiblie dans tous les vaisseaux des membres inférieurs au point qu'il n'est pas possible de percevoir de pulsation au niveau des artères pédieuses. Cet état de la circulation entraîne même un véritable refroidissement des deux jambes et des pieds.

L'anévrysme étant le plus souvent une conséquence de l'endartérite chronique, on doit s'attendre à trouver dans certains cas des lésions multiples de l'appareil cardio-vasculaire, lésions qui modifient les signes tirés de l'examen de la circulation générale. Cette coïncidence n'est cependant pas très fréquente et, sauf une hypertrophie plus ou moins accusée du cœur et surtout du ventricule gauche, la plupart des observations que nous avons étudiées insistent au contraire sur l'intégrité du cœur.

Dans deux cas seulement (obs. I et II), nous avons rencontré la coexistence d'un anévrysme de l'aorte abdominale, avec une insuffisance aortique, et, dans ces deux cas, le retentissement des deux affections l'une sur l'autre a donné lieu à des phénomènes dignes de remarque.

Chez un de ces malades, ces particularités ont été fort bien mises en lumière dans une leçon clinique de M. le Dr Rendu, et nous pensons ne pouvoir mieux faire que de reproduire ici quelques passages de cette leçon (1).

« Un point mérite de ne pas passer inaperçu dans cette observation, dit M. Rendu, c'est la coexistence d'une affection cardiaque avec l'anévrysme de l'aorte abdominale, il est à remarquer que l'hypertrophie ventriculaire paraît n'être ici qu'une lésion secondaire et consécutive à l'altération de l'orifice aortique; par suite, c'est donc bien l'endartérite qui est primitive, malgré cela il ne semble pas que l'aorte soit le siège de lésion diffuse ni généralisée; nulle part on ne constate sur son trajet les bruits râpeux et durs qui indiquent la dégénérescence athéromateuse et calcaire, la crosse aortique n'est point dilatée et nul symptôme fonctionnel ne fait supposer de lésions de la portion thoracique descendante du vaisseau, c'est donc une localisation curieuse de l'athérome que celle présentée par ce malade; la lésion siège

(1) RENDU. *Clinique médicale de l'hôpital Necker.*

sinon exclusivement, au moins d'une façon prédominante aux deux extrémités de l'aorte : à son origine ventriculaire et au voisinage du tronc cardiaque. Or la conséquence de la maladie de l'aorte sur l'état du cœur ne laisse pas d'être fort intéressante.

L'insuffisance sigmoïde affecte en effet des allures et une physionomie très particulières et elle ne se traduit nullement par ses symptômes habituels. Sauf la présence du souffle diastolique qui a bien le caractère classique et qui répond au fait matériel de la destruction valvulaire, tous les autres symptômes de la maladie de Corrigan font défaut. Le pouls loin d'être dur, bondissant et dépressible, est remarquablement faible et la tension artérielle est uniformément au-dessous de la normale. Ceci tient certainement, non pas à la petitesse de la lésion valvulaire, mais à la présence sur le trajet de l'aorte d'une volumineuse poche anévrysmale qui supprime en partie la réaction élastique de l'artère et atténue les effets de l'impulsion du cœur. La plus grande partie de la contraction ventriculaire se perd dans les parois de la tumeur sanguine et la tension du sang se maintient dans des limites basses sans passer par des alternatives d'exagération et de dépression.

Grâce à cet abaissement de la tension artérielle le malade n'éprouve aucun des troubles cérébraux si fréquents au cours de l'insuffisance aortique. Jamais, depuis le début de sa maladie, il n'a eu d'étourdissement, ni de vertiges, ni même de maux de tête, bien que la perte de sang causée par la production de son anévrysme faux consécutif ait été assez considérable et l'ait sensiblement anémié.

Nous venons de voir les effets de l'anévrysme sur la circulation du cœur ; ses conséquences relativement à la circulation périphérique ne sont pas moins intéressantes. L'exploration des fémorales fait constater la dureté athéromateuse de leurs parois ; mais au lieu de la brusque impulsion du sang que l'on s'attendrait à rencontrer avec des artères aussi rigides, on trouve des pulsations faibles et à peine perceptibles ; évidemment la présence du sac anévrysmal en amont des artères iliaqùes intercepte une bonne partie de l'impulsion initiale de l'ondée artérielle. Un autre signe non moins probant est le suivant : il existe entre les battements du cœur et le choc des fémorales un intervalle très notable et sensiblement plus long que dans les conditions normales. Ce retard du pouls fémoral est même perceptible sans l'aide d'appareils enregistreurs, par la simple application du doigt ; non seulement par comparaison avec le choc précordial, mais avec le pouls radial ».

Telles sont les particularités relevées chez un de ces malades, par M. Rendu ; nous allons voir que chez l'autre les mêmes causes ont donné naissance à des modifications de la circulation générale absolument semblables

Chez cette malade, dont nous rapportons l'histoire dans l'observation II, on trouve les signes les plus nets d'une large insuffisance des valvules sigmoïdes de l'aorte ; le volume du cœur est exagéré ; il a sa pointe abaissée et déviée à gauche, la crosse est normale à la percussion, mais l'on entend deux souffles à la base ; un premier souffle systolique et un second diastolique, aspiratif ayant tous les caractères du souffle de l'insuffisance, on constate, en outre, le pouls capillaire sous-unguéal qui est le signe le plus net que l'on puisse avoir.

Or il est à remarquer, dit F. Franck, que chez cette malade le retard du pouls fémoral dû à l'insuffisance aortique est notablement diminué et moindre que la réduction du retard du pouls radial.

Les examens ont été faits par F. Franck et il a constaté que le retard du début de la pulsation de la tumeur abdominale sur le début de la systole ventriculaire était de 4/100 de seconde au maximum, retard très faible pour une tumeur siégeant sur l'aorte à une assez grande distance du cœur, mais qui s'explique par la coexistance d'une insuffisance aortique large qui, par elle-même, atténue le retard du pouls.

Dans tous les cas d'insuffisance, on trouve une diminution du retard du pouls ; mais la cause étant cardiaque on doit en constater les effets dans tous les points du système artériel que l'on peut explorer.

Or il se trouve que le pouls carotidien, le pouls radial ont tous deux un retard diminué d'une quantité notable et qui est égale à 1/4 pour la carotide, et à 1/4 pour la radiale, tandis que la réduction du retard n'est que de 1/10 pour la fémorale.

Ces examens ont donc permis de constater une compensation de la diminution du retard du pouls due à l'insuffisance aortique, compensation qui n'existe que pour les pulsations artérielles des membres inférieurs.

Or cette différence ne peut être due qu'à une cause capable de contre-balancer l'effet de l'insuffisance aortique sur le retard du pouls et n'agissant que sur la partie inférieure du système artériel. Une seule lésion peut donner lieu à de telles modifications dans le cours du sang, c'est une dilatation anévrysmale de la portion descendante de l'aorte thoracique ou de l'aorte abdominale.

En somme, dans ces deux cas, le retentissement des deux lésions l'une sur l'autre a produit des résultats semblables. L'altération des valvules sigmoïdes donne toujours lieu à un souffle diastolique, souffle dû à l'altération matérielle et locale, mais tous les autres signes de la maladie de Corrigan sont atténués ou disparaissent. La tension artérielle s'est trouvée abaissée d'une façon considérable et les malades n'ont éprouvé aucun des troubles céphaliques tels que vertiges, maux de tête, étourdissements qui sont si fréquents dans les cas d'insuffisance aortique et qui sont dus aux brusques changements de pression qui s'accomplissent dans la circulation cérébrale.

Les caractères du pouls de Corrigan ont été contre-balancés par l'élasticité de la poche anévrysmale interposée et la pulsation donne sous le doigt la même sensation que dans les cas de circulation normale.

On voit que chez ces deux malades la coexistence des deux lésions a entraîné des conséquences et des modifications symptomatiques tout à fait dignes de remarque.

Nous ne dirons maintenant qu'un mot concernant quelques symptômes rares ou tout à fait exceptionnels que l'on rencontre quelquefois dans le cas d'anévrysme de l'aorte abdominale. En effet, l'inconstance et la rareté de ces signes leur enlèvent à peu près toute valeur au point de vue du diagnostic.

C'est ainsi, par exemple, que l'on a vu l'ictère par compression des voies biliaires, l'albuminurie, la compression des uretères avec douleurs simulant tout à fait la colique néphretique,

On a signalé des troubles de la miction, consistant tantôt en oligurie, tantôt au contraire en polyurie et en pollakiurie.

Walther et Gosselin, dans leur article du *Dictionnaire de médecine et chirurgie pratiques* signalent l'atrophie du testicule qu'ils attribuent à la compression de l'artère spermatique par la tumeur.

Enfin, l'auteur d'une thèse récente sur les anévrysmes, le Dr Docquet, insiste beaucoup sur la constipation et surtout sur les alternatives de constipation et de diarrhée, avec menace d'obstruction intestinale, et il attache à ces signes une grande valeur au point de vue du diagnostic.

DIAGNOSTIC

Malgré le grand nombre de symptômes auxquels peuvent don
ner lieu les anévrysmes de l'aorte abdominale, le diagnostic de
cette affection ne laisse pas que de présenter parfois les plus
grandes difficultés.

Avant de parler des cas où un diagnostic erroné peut être porté,
nous devons rappeler que, fréquemment, la mort vient tout à coup
surprendre des malades que leur état de santé n'avait jamais
inquiétés, et qui se trouvaient cependant porteurs d'une tumeur
anévrysmale, restée latente jusqu'au dernier moment.

Outre ces circonstances où l'anévrysme est resté latent pendant toute la vie, nous avons trouvé nombre de cas dans lesquels
des erreurs si variées ont été commises, que leur énumération
comprend presque toute la pathologie de l'abdomen.

C'est ainsi que ces tumeurs ont été confondues avec la typhlite,
la pérityphlite, le lumbago, les douleurs rhumatismales, la névalgie
sciatique, les affections organiques de l'estomac, la lithiase rénale, certaines affections médullaires, les tumeurs cancéreuses de
l'intestin, l'occlusion intestinale, etc. Chez un malade, on a fait
successivement les diagnostics d'affection du foie, de leucocythémie, de phlegmon périnéphretique.

Dans quelques cas, sans doute, un examen plus attentif et une
plus juste interprétation des faits observés auraient pu, il nous
semble, empêcher de tomber dans l'erreur, mais cependant il est
des cas où les difficultés sont presque insurmontables, des cas
dans lesquels, alors que la première impression du clinicien le
conduit à penser qu'il est en présence d'un anévrysme, la cons-
tatation de signes suffisants pour affirmer l'existence de cette
affection, est pour ainsi dire impossible.

C'est ainsi que le malade qui fait l'objet de notre observation I, entre à l'hôpital Necker avec le diagnostic d'affection du foie ; on avait sans doute songé à la cirrhose hypertrophique. Or, dans ce cas, l'erreur était parfaitement rationnelle, et alors même que le diagnostic exact était posé on en pouvait encore comprendre les causes.

Ce malade se présentait, en effet, avec un foie plus gros et plus dur qu'à l'état normal ; la glande hépatique offrait des inégalités et des bosselures comparables à celles que l'on rencontre dans le cas d'hépatite interstitielle. On pouvait donc admettre la congestion chronique et même la sclérose de l'organe, d'autant plus que le malade exerçait la profession de courtier en vins ce qui contribuait à rendre vraisemblable la supposition d'alcoolisme. De plus la rate semblait volumineuse, bien qu'en réalité elle eut à peu près son volume normal.

On constatait, en effet, une voussure sous-diaphragmatique qui donnait lieu à un évasement caractéristique de toute la moitié supérieure de l'abdomen ; la région splénique était complètement déformée et la voussure de l'hypochondre gauche encore plus accusée que celle de l'hypochondre droit. Mais cette déformation n'était pas due, comme on pouvait le supposer à un premier examen, à l'hypertrophie de la rate.

La rate, en effet, était mobile et facile à délimiter, mais elle faisait corps avec la tumeur anévrysmale, tumeur énorme et composée en partie de masse liquide et en partie de masses solides constituées par des caillots. Cet énorme empâtement occupait toute la région lombaire et débordait l'hypochondre gauche, il refoulait en haut le diaphragme et se prolongeait en bas jusqu'au voisinage de l'épine iliaque antérieure et supérieure. Dans toute cette étendue on trouvait de la matité à la pression et il était facile d'admettre que ces signes étaient dus à une énorme augmentation de volume de la glande hépatique.

Mais l'examen attentif de la région malade révèle un signe inattendu et tout à fait décisif ; en palpant la tumeur d'avant en arrière, on perçoit distinctement des mouvements rythmés, *ex-*

pansifs, qui soulèvent et abaissent alternativement la paroi abdominale ; en plaçant une main en avant et l'autre en arrière on sent que les deux mains sont manifestement écartées l'une de l'autre à chaque systole cardiaque.

Ces mouvements correspondent à des battements profonds qui ont leur siège dans la masse même et donnent la sensation d'une ampliation générale se faisant en tous sens et non de battements communiqués.

Or ce signe est presque pathognomonique et d'emblée il impose la conviction d'un anévrysme de l'aorte abdominale.

Chez ce même malade on a songé un moment à la possibilité d'un leucocythémie a cause de la décoloration de son teint et de l'augmentation de volume apparente du foie et de la rate, mais cette erreur a été rapidement évitée dès que l'on a pu constater que l'hypertrophie de la rate n'était pas réelle. L'examen du sang eut d'ailleurs enlevé tous les doutes qui auraient pu subsister.

Enfin, quelques-uns des médecins qui ont examiné ce malade avaient émis l'hypothèse d'un abcès de la région périnéphretique. Beaucoup des signes constatés répondaient en effet à cette supposition et lui donnaient les apparences de la réalité.

Il existait manifestement un empâtement diffus de la région rénale gauche et l'on sentait, au milieu d'une rénitence diffuse, quelques points fluctuants ; la pression sur la région lombaire éveillait une douleur sourde et contusive qui rappelait celles des collections inflammatoires profondes. Tous ces signes concordaient d'autant plus avec l'idée d'un phlegmon que le malade rapportait tous ces accidents à un traumatisme qu'il avait éprouvé deux ans auparavant en faisant, dans un escalier, une chute sur les reins.

La première objection à faire à cette hypothèse était l'absence de fièvre, qui n'avait jamais existé à aucune période de l'affection ; mais souvent les phlegmons périnéphretiques évoluent sans élévation thermique notable et presque sans réaction, surtout lorsqu'ils mettent longtemps à se développer ; enfin, ce diagnostic erroné fut écarté par suite de l'absence d'œdème local et par ce fait que la santé générale était restée bonne, les fonctions digestives indemnes, le sommeil normal, ce qui n'aurait pas eu lieu si ce malade avait été porteur d'une collection purulente d'aussi grande dimension que celle de la tumeur constatée.

Nous avons tenu à rapporter en détails les résultats des divers examens pratiqués chez ce malade et les erreurs de diagnostic auxquelles ils ont donné lieu, pour montrer combien ce diagnostic offre de difficultés.

L'on voit, en effet, que dans ce cas où l'on avait cependant affaire à une tumeur énorme on pouvait se trouver conduit à des erreurs qui eussent entraîné à leur suite des fautes de pronostic et de traitement des plus préjudiciables.

Sans vouloir revenir ici sur ce que nous avons exposé en parlant des symptômes, nous insisterons de nouveau sur les signes qui nous semblent les plus propres à éclairer le diagnostic.

Dans les cas où la tumeur est accessible à la palpation, on devra surtout s'attacher à percevoir l'expansion, signe que l'on trouvera presque toujours si on le recherche avec soin et méthode et qu'une habitude suffisante du palper permettra de différencier des autres sensations analogues. C'est ainsi, par exemple, que certaines tumeurs spléniques soulevées par les pulsations de l'aorte peuvent faire croire à un véritable anévrysme, mais dans ces cas l'impulsion perçue est brusque et brève et ne donne pas la sensation d'une tumeur spontanément pulsatile et expansive. Nous devons dire ici que, dans certains cas, des tumeurs anévrysmales faciles à explorer n'ont pas permis de constater le signe d'expansion.

L'auscultation de la tumeur doit évidemment être mise. aussi au premier plan parmi les signes capables d'éclairer le diagnostic, mais cependant il faut bien savoir qu'il est des cas où l'examen le plus attentif ne permet pas de constater de bruits anormaux au niveau de la tumeur; soit que celle-ci se trouve trop profondément située, soit que des caillots la remplissent en grande partie.

Par contre, il est des cas où l'on entend des bruits de souffle alors qu'il n'y a pas tumeur anévrysmale. Ces bruits sont dus tantôt à la compression de l'aorte par une tumeur quelconque d'autre nature, tantôt ce sont des bruits de souffles propagés tout le long de l'aorte et dont le point de départ doit être cherché dans une lésion de cette artère à son origine. Dans ce dernier cas, il est vrai, le souffle va en s'affaiblissant depuis son point de départ jusqu'au point où il cesse d'être perçu et l'on peut le suivre sur tout le trajet de l'aorte, tandis que le souffle de l'anévrysme nait et meurt sur place.

Ces considérations sont d'autant plus importantes que les bruits de souffle perçus par l'auscultation au niveau des tumeurs anévrysmales n'ont pas de caractères propres et ne sont même pas toujours identiques à eux-mêmes. Ces souffles sont, au contraire, des plus variés comme nombre, comme siège et comme intensité.

Ainsi Walshe (1) dit qu'il a vu des cas où il y avait.

1° Un murmure systolique simple sans aucun autre son.

2° Un son systolique sourd qui se change en murmure par une douce pression.

3° Un son systolique aigu et subit.

4° Un murmure systolique situé au-dessous du sac, et pas de murmure au-dessus.

5° Quelquefois un deuxième bruit sourd.

Dans les cas où la tumeur échappe à l'examen, et dans ceux où sa situation s'oppose à la recherche de l'expansion et des bruits de souffle, on devra étudier, avec le plus grand soin, les caractères du pouls au-dessus et au-dessous de la tumeur, et pour cela avoir recours, autant que possible, aux appareils enregistreurs qui sont seuls capables de donner des renseignements exempts d'erreur.

Enfin, on ne négligera la recherche d'aucun des autres signes, car dans nombre de cas on ne trouvera pas de signes pathognomoniques, mais bien plutôt la coexistence de plusieurs symptômes, qui, pris isolément, n'auraient qu'une importance secondaire, et dont la réunion permet pourtant de faire un diagnostic exact.

---

(1) WALSHE. *Diseases of the heart and greats vessels.*

Reste encore une question à examiner :

En présence d'un anévrysme abdominal peut-on diagnostiquer le siège exact de la tumeur ? Peut-on différencier un anévrysme de l'aorte abdominale d'une tumeur anévrysmale, occupant une autre artère, l'origine du tronc cœliaque, par exemple ?

Le plus souvent, le siège de la tumeur, la façon dont elle a débuté, les signes de compression auxquels elle donne lieu, permettent de se prononcer ; mais il n'en est pas toujours ainsi, et, dans les cas douteux, on pourrait d'après Marey, arriver à la solution du problème en comprimant et en décomprimant la tumeur.

La compression et la décompression amèneraient, en effet, des modifications dans la circulation des membres inférieurs, très différentes selon les cas.

Si l'anévrysme siège sur l'aorte, la compression de la tumeur et sa réduction plus ou moins complète, augmenteraient l'amplitude des pulsations artérielles dans les parties situées en aval. Si, au contraire, l'anévrysme siège sur le tronc cœliaque, la circulation ne serait pas sensiblement influencée par la compression ou la décompression de la tumeur.

Nous devons, d'ailleurs, faire les plus grandes réserves au sujet de l'emploi de ces moyens d'investigation, et ces manipulations violentes de la tumeur, nous feraient craindre de déterminer dans le sac le déplacement des caillots et même l'embolie.

Après avoir établi aussi exactement que possible le diagnostic proprement dit, on mettra tous ses soins à déterminer d'une façon précise l'état du cœur et des autres parties du système vasculaire.

Nous avons insisté sur ce fait que, dans nombre de cas, on trouvait chez les malades porteurs d'anévrysmes des lésions athéromateuses plus ou moins graves, lésions qui tantôt troublent le fonctionnement normal de l'appareil de la circulation, tantôt amènent des complications viscérales, soit du côté du rein, soit du côté de l'encéphale, soit dans quelque autre appareil.

Nous avons vu, dans deux cas, une insuffisance aortique coexis-

ter avec l'anévrysme abdominal et dans ces deux cas le diagnostic de la lésion des sigmoïdes était assez difficile à établir,
puisque tous les symptômes autres que le souffle diastolique de
la base faisaient défaut.

Quant aux complications, elles sont de toutes natures et variées
à l'infini suivant le siège ou le volume de la tumeur, suivant aussi
la durée de l'évolution.

Le plus souvent ce sont des accidents causés par la compression des organec voisins ; compression qui porte, suivant les cas,
sur l'appareil génito-urinaire, sur le foie ou son appareil excré-
teur, sur le pancréas, l'estomac, l'intestin, etc. Quelquefois ce
sont des accidents dus à l'usure et à la destruction plus ou moins
rapide des corps vertébraux.

Quelquefois enfin une tumeur abdominale peut donner lieu à
des complications absolument imprévues. C'est ainsi que chez
un malade nous avons vu un épanchement pleural du côté gauche, épanchement assez abondant pour dévier la pointe du cœur
et la porter au voisinage du sternum ; une ponction exploratrice
avec la seringue de Pravaz a montré que le contenu de la plèvre
était un liquide séro-hémorrhagique et dû au voisinage de la
tumeur de l'abdomen.

On voit par cette énumération qu'il ne suffit pas d'établir le
diagnostic d'anévrysme de l'aorte abdominale, mais qu'en
outre, toutes les parties de l'organisme doivent être examinées
scrupuleusement ; car, tous ces points secondaires en apparence,
ont une importance considérable au point de vue du pronostic et
du traitement dont il nous reste à dire un mot.

PRONOSTIC ET TRAITEMENT

Le pronostic des anévrysmes est toujours fort sérieux, mais il devient tout à fait sombre si l'on envisage seulement les anévrysmes de l'aorte abdominale.

Ici, en effet, toute intervention chirurgicale est impossible et jusqu'à ce jour le traitement palliatif est le seul que l'on puisse appliquer dans cette région. C'est dire qu'ils entraînent toujours la mort du malade et que le médecin ne peut faire mieux que de reculer autant que possible l'échéance fatale. Fuller aurait cependant observé un cas de guérison d'anévrysme de l'aorte abdominale.

D'après les statistiques de Lebert la durée moyenne serait de un an à 18 mois, mais les chiffres ont peu de valeur dans l'espèce, car le plus souvent il est impossible de déterminer d'une façon exacte et certaine le début de l'affection.

La mort peut se produire de diverses manières.

Tantôt, en effet, le sac résiste, il se double de caillots fibrineux qui s'opposent à sa rupture et le malade meurt lentement par suite des progrès d'une cachexie plus ou moins hâtée par les complications viscérales. Tantôt, au contraire, il se fait une rupture et la mort arrive rapide, foudroyante, accompagnée de tous les signes d'une grande hémorrhagie interne, quelquefois pourtant il se fait des ruptures peu étendues ou placées dans une partie du sac doublée de caillots ; dans ces cas, la mort peut ne pas suivre immédiatement ; il se fait seulement par cette sorte de fissure, un anévrysme faux consécutif, dont le résultat est d'augmenter le volume de la tumeur et d'affaiblir le malade.

En présence d'un accident de ce genre on doit craindre à tous moments qu'une déchirure plus complète vienne précipiter les choses et enlever le malade.

Il nous reste après cela peu de choses à dire au sujet du traitement, il est cependant deux cas bien distincts à considérer. Si l'on se trouve en présence d'un malade porteur d'une tumeur anévrysmale de petit volume et qui ne donne pas lieu à de graves accidents ; si rien ne fait craindre une rupture prochaine de la poche ; on pourra espérer obtenir la prolongation de cet état et même peut-être la guérison et l'on cherchera à abaisser le plus possible la tension artérielle par la médication iodurée associée à la trinitrine. On prescrira une hygiène sévère et le malade évitera avec soin les fatigues physiques et les secousses morales.

Si, par contre, certains indices font redouter la rupture de la poche et une terminaison prochaine, on tiendra le malade au repos le plus absolu, on instituera la diète lactée et l'on aura recours à l'opium pris en potion ou mieux en injections hypodermiques. En un mot on cherchera à calmer les douleurs et à reculer autant que possible l'échéance fatale.

OBSERVATIONS

OBSERVATION I. — *Anévrysme de l'aorte abdominale*. (Hôpital Necker, service de M. RENDU). Communiquée à la Société anatomique par M. BUSCARLET, interne des hôpitaux.

Le 10 février 1890 entre dans le service de notre maître, le Dr Rendu, à 'hôpital Necker, un homme âgé de 46 ans, actuellement courtier en vins, mais qui a exercé autrefois une profession libérale. Ce malade n'a pas d'antécédents rhumatisants, goutteux ni alcooliques, pas de syphilis, pas de maladies infectieuses, mais sa mère est morte d'une affection cardiaque, et son père d'une hémorrhagie cérébrale.

Jusqu'en 1887, il n'avait jamais été malade, à ce moment il éprouva des douleurs lombaires sourdes qu'il prit pour un lumbago ; jamais elles n'étaient pulsatiles, elles augmentaient par la marche, les efforts, les courses à cheval. De temps en temps il avait des crises ou des élancements qui l'obligeaient au repos. En même temps, il s'affaiblissait et de jour en jour était plus essoufflé.

En octobre 1889, en faisant un faux pas, il dégringole tout un étage sur la région lombaire, se fracture 3 côtes du côté droit, perd connaissance et devient momentanément paraplégique. C'est surtout dans la région lombaire qu'il souffre.

Au bout de trois semaines il se lève difficilement et se met à boiter (claudication intermittente).

Le 19 janvier 1890, il sort pour ses affaires et fait une longue marche. Le lendemain, il est pris de douleurs atroces dans le flanc gauche, la fosse iliaque, s'irradiant dans la cuisse et le testicule (évidemment il s'est fait à ce moment par suite de la rupture de son anévrysme, un anévrysme faux consécutif).

Il pâlit, devient syncopal et présente tous les signes de l'hémorrhagie interne.

Le 10 février, il se présente à l'hôpital, voûté, avec un aspect cachectique qui fait qu'on le reçoit aussitôt.

C'est un homme au teint pâle, jaunâtre, mais non subictérique. La respiration est anxieuse, courte. Le thorax présente des déformations rachitiques anciennes : côtes déprimées à droite, courbées à gauche, enfoncement de la première pièce du sternum. Crâne asymétrique.

Il existe, en outre, une déformation récente : une voussure de la partie antérieure du thorax du côté gauche ; à la percussion une zone de matité qui s'étend de l'angle de l'omoplate au diaphragme ; la respiration est lointaine, voilée, pectoriloquie aphone.

Le cœur est dévié, refoulé un peu en dehors, près du sternum. Le poumon est en bon état malgré cet épanchement qui est séro-sanguinolent, comme le démontre une ponction exploratrice. Légèrement hypertrophié, le cœur présente un souffle d'insuffisance aortique, marqué dans le 3e espace droit.

Le pouls n'est pas celui de Corrigan, il est petit, ténu, indiquant une très faible tension artérielle.

La crosse de l'aorte ne dépasse pas la fourchette du sternum.

Le foie est augmenté de volume, dur, un peu bosselé, il descend à deux travers de doigt au-dessous du rebord costal.

Au niveau de la rate, il existe une déformation de la région qui est bombée, volumineuse : on reconnaît que cet organe est soulevé par quelque chose de dur, elle file sous le doigt, mais a son volume normal ; ce que l'on sent au-dessous c'est une tumeur du volume d'une tête d'adulte, mate à la percussion ; à la palpation elle est rénitente, certains points donnent la sensation de flot, d'autres sont nettement fluctuants ; ailleurs c'est une induration pâteuse. Cette tumeur est animée de battements rythmés franchement expansifs. Il existe un bruit de double souffle très net.

La région est le siège de douleurs sourdes, plutôt que violentes. Retard du pouls fémoral sur le pouls radial. Absence de battements au niveau des pédieuses.

Le diagnostic porté à ce moment est : anévrysme de l'aorte sous-diaphragmatique, siégeant plutôt au-dessous du tronc cœliaque et au-dessus des artères rénales.

La santé générale n'est du reste pas atteinte.

Le traitement consiste dans le repos au lit, le régime lacté, l'iodure de potassium, la trinitrine ; quant à l'épanchement, étant donnée sa nature, on ne l'évacue pas.

Le 24 février, le malade va beaucoup mieux, il se lève ; à la palpation on ne sent plus qu'une tumeur dure, mal définie, animée de mouvements expansifs qu'on ne constate qu'en glissant une main sous la région lombaire et plaçant l'autre en avant.

Le 9 mars, l'épanchement pleurétique semble avoir diminué, et le 20 mars on n'en trouve plus aucun signe. La tumeur ne présente plus de battements visibles à l'inspection. Le foie a diminué de volume. La rate est sous la main, pas hypertrophiée du tout.

Le 22 mars, le malade demande à sortir quelques jours, mais il a été incapable de reprendre ses affaires, et a dû rentrer le lendemain à l'hôpital.

Le 3 avril, il peut monter sans arrêt les deux étages, la tumeur est beaucoup plus petite, à peine expansive.

Le 21, il quitte l'hôpital.

B.   3

Le 26, il revient, marchant à grand'peine, pâle, anxieux ; toute la semaine il a dû garder le repos et a souffert. Au moment où il se met au lit il perd connaissance, sa respiration s'arrête et il meurt avec tous les signes d'une hémorrhagie interne foudroyante.

Le ventre est fortement ballonné.

Autopsie, faite le **27** avril.

Lorsque l'on ouvre la cavité abdominale, il s'écoule un flot de sang noirâtre et l'on trouve immédiatement une masse de caillots semblables à de là gelée de groseilles et qui adhèrent à l'épiploon au-devant duquel ils se sont amassés. Ils se continuent avec d'autres caillots qui remplissent le petit bassin. Leur masse pèse 550 gr.

En soulevant l'épiploon et l'intestin grêle, on aperçoit de suite une tumeur énorme, remplissant les 3/4 de la cavité abdominale et occupant principalement la région lombaire gauche, en empiétant au delà de la ligne médiane ; s'étendant depuis le diaphragme jusqu'à la fosse iliaque gauche. La rate, de volume normal, est absolument distincte de la tumeur, en dehors et en avant de laquelle elle est située.

Immédiatement appliqués sur cette masse, nous trouvons le côlon descendant et l'estomac tous deux intimement adhérents, ce dernier par toute l'étendue de sa grande courbure, est refoulé en avant et dirigé presque verticalement.

En soulevant le foie qui a gardé sa situation normale, on voit entre les deux feuillets de l'épiploon gastro-hépatique un épanchement de sang récent, situé entre le lobe gauche du foie et la petite courbure de l'estomac ; il a décollé le feuillet péritonéal de la face antérieure de l'estomac et empiète sur une partie de cette dernière.

Le rein droit est à sa place normale, contre la colonne vertébrale ; quant au rein gauche il ne peut être trouvé à ce moment.

Enlevant alors tous les organes de la cavité abdominale, on se rend compte que la masse de la tumeur est adhérente à la colonne vertébrale, en avant et à gauche de laquelle elle est située ; pourtant il n'existe aucune déviation ni altération des corps vertébraux. On arrive à l'en séparer par une dissection attentive et l'on voit qu'elle se continue en haut directement avec l'aorte thoracique ; c'est bien une dilatation anévrysmale de l'aorte abdominale, s'étendant depuis l'orifice diaphragmatique jusqu'à 26 centimètres au delà. Si l'on cherche l'aorte au delà de l'anévrysme il faut disséquer la face postérieure de la tumeur et on la trouve naissant à 10 centimètres au-dessus de son extrémité inférieure.

Elle donne naissance aux rénales à ce niveau et son calibre est très réduit. La veine cave est énorme et accolée à la face postérieure de la tumeur. En suivant les artères rénales, on trouve la droite volumineuse et deux très petites artères du côté gauche ; elles se rendent au rein de ce côté, qui fait corps avec la tumeur qui s'est développée dans sa capsule graisseuse. Ce rein est aplati, il faut le décortiquer pour le reconnaître et sa capsule propre ne peut être séparée de la tumeur. Les deux artères rénales se rendent l'une à la partie moyenne du hile, l'autre à sa partie inférieure.

Deux veines y correspondent. Le rein présente à sa surface des infarctus nombreux ; il est très anémié.

La rupture de la poche s'est faite au niveau de sa face postérieure, près du bord droit, un peu au-dessous du point d'où sort l'aorte, c'est une vaste déchirure déchiquetée, irrégulière et par laquelle s'échappent des caillots ; elle correspond au niveau de la face postérieure de l'estomac ; en cet endroit les parois du sac sont minces et friables.

L'aorte a 4 cent. de diamètre au niveau de l'orifice diaphragmatique ; au-dessous du sac elle en a 2.

La hauteur totale de la tumeur est de 26 cent. et elle déborde la naissance de l'aorte de plus de 10 cent. A sa partie la plus large elle a 18 cent. ; 11 cent. 1/2 à la partie supérieure de l'ovoïde, 13 cent. au niveau du rein.

Les dimensions antéro-postérieures sont de 9 cent. Forme d'ovoïde irrégulier présentant des dilatations secondaires irrégulières.

En ouvrant la tumeur par sa face antérieure, on constate que, tandis que cette dernière est formée par une paroi épaisse de 7 cent. et constituée soit par des couches de fibrine stratifiée, soit par des tissus voisins refoulés, tandis qu'il est difficile de reconnaître ce qu'est devenue la paroi aortique, la face postérieure de l'anévrysme au contraire est plus mince, friable, distendue irrégulièrement, non recouverte de caillots anciens.

C'est là que s'est fait la rupture et, quelque temps auparavant, il y avait eu une rupture incomplète au même point, car on y trouve des caillots anciens infiltrés dans la paroi.

Le contenu est formé par une masse de caillots considérables dont les uns sont récents, les autres anciens, adhérents aux parois.

Au-dessus de l'anévrysme, la paroi aortique est semée d'une quantité de plaques athéromateuses, jusqu'à l'orifice cardiaque, elle est très inégale, et présente des dépressions nombreuses. Au niveau de la crosse, il y a une dilatation considérable qui présente 7 centim. de diamètre. A son origine, elle en présente 5.

Les valvules sigmoïdes sont absolument saines, de même que l'endocarde du ventricule gauche. Ce dernier est un peu hypertrophié.

Dans la plèvre gauche, on trouve environ deux litres de liquide séreux ; les poumons présentent des lésions de bronchite chronique. Le rein gauche aplati, anémié, mesure 13 centim. de longueur sur 7 de large.

Le rein droit pèse 170 gr., il mesure 13 centim. de longueur, 7 centim. 1/2 de largeur, 3 1/2 d'épaisseur, il est très congestionné.

Le foie pèse 1,600 gr., il offre l'aspect du foie muscade type.

La rate pèse 255 gr., et n'est pas altérée.

En résumé, il s'agit d'un anévrysme de l'aorte abdominale de grosse dimensions chez un athéromateux. L'anévrysme d'abord circonscrit s'est rompu partiellement, donnant lieu à un anévrysme faux consécutif, dans la sphère rénale.

Il a pu être diagnostiqué sur le vivant, bien que le malade fut envoyé à l'hôpital avec le diagnostic : cirrhose hypertrophique, à cause de son teint jaunâtre, son foie gros et la présence d'une tumeur dans le flanc gauche qu'on avait prise pour la rate. On a cru aussi un moment à un phlegmon périnéphritique.

Pendant deux ans la tumeur est assez bien supportée, mais à la suite d'une chute sur les reins les symptômes s'aggravent et la mort survient 7 mois après par une rupture subite.

OBSERVATION II. — *Anévrysme de l'aorte abdominale et insuffisance aortique.* — Thèse de SIMON PIETRI, 1885.

La nommée G..., Louise, âgée de 57 ans, couturière, entre le 25 novembre 1884 à l'hôpital de la Pitié, salle Lisfranc, service de M. le professeur Verneuil.

Cette femme est bien constituée, brune, elle n'a jamais fait de maladies graves. Elle se rappelle peu ses antécédents héréditaires, pourtant elle sait que ses père et mère sont morts âgés.

Depuis 18 ou 20 ans, elle est sujette à des névralgies, névralgies parfois extrêmement douloureuses. Elles siègent au niveau du dos, s'irradiant vers les parties latérales du tronc et forçant la malade à s'arrêter dans la respiration ou dans la marche. Elle a été traitée à plusieurs reprises par des vésicatoires volants pansés ou non avec du chlorhydrate de morphine. Elle fut ainsi soulagée, mais les douleurs revenaient de loin en loin.

La malade porte en outre des varices aux deux jambes, varices volumineuses, mais qui n'ont jamais été douloureuses ni présenté aucun inconvénient sérieux.

Depuis 4 ou 5 mois avant son entrée à l'hôpital elle éprouve de nouveaux phénomènes.

Ce sont surtout des douleurs de reins. Ces douleurs localisées d'abord dans la région lombaire s'irradient bientôt dans les flancs et viennent s'éteindre vers la partie inférieure de l'abdomen.

Ces douleurs étaient continues, mais, en outre, il revenait par moment des crises douloureuses beaucoup plus violentes et analogues à des névralgies. Tantôt elles duraient une heure ou deux, tantôt, au contraire, elles persistaient pendant une journée tout entière.

Bientôt elles s'étendaient aux membres inférieurs, occupant toute la cuisse et toute la jambe et empêchant complètement la marche.

A la même époque, apparurent aussi des douleurs épigastriques ; au moment de la digestion, au moment où l'estomac était dilaté par les aliments, la malade ressentait des douleurs vives qu'elle compare à un poids sur l'estomac.

Malgré cela la malade a conservé l'appétit et ses digestions se font d'une façon régulière.

L'examen de la poitrine ne donne aucun symptôme anormal, les poumons sont sains, pourtant la malade est facilement essoufflée elle ne peut pas monter un escalier sans s'arrêter à plusieurs reprises.

Lorsque survinrent les douleurs de jambes, elles apparaissaient toujours quand la malade était debout et le décubitus dorsal les faisait disparaître complètement et avec une grande rapidité.

Lorsque la malade entre à l'hôpital, on constate qu'elle est amaigrie, néanmoins l'appétit est bon et les fonctions régulières.

Lorsqu'on l'examine, l'attention est tout d'abord attirée par un soulèvement rythmique de la région épigastrique. Ce soulèvement n'est pas violent ni brusque ; il semble résulter plutôt d'une augmentation de volume intermittente que de battements.

Par la palpation, on sent une tumeur profondément située, mais nettement perceptible. Elle siège du côté gauche, arrivant jusqu'aux fausses côtes mais sans être recouverte par elles. Cette tumeur est arrondie, lisse, rénitente et immobile. On sent facilement un thrill superficiel et intermittent. Il est nettement localisé au niveau de la tumeur et disparaît sur ses parties latérales. On constate enfin deux battements qui ont leur maximum au centre de la tumeur et dont le premier est beaucoup plus accusé que le second.

A ces battements se joint un mouvement d'expansion des plus nets. La région est manifestement soulevée à chaque systole, il est impossible de se tromper à se signe.

Enfin, au niveau de la 8e dorsale, on trouve à la percussion une matité à grand diamètre transversal assez marquée, la palpation ne donne rien à ce niveau. A l'auscultation on trouve au niveau de la tumeur, en avant et en arrière, un souffle intense, aigu, durant autant que la systole ventriculaire ; mais on entendait de plus, à la partie postérieure, une propagation d'un souffle cardiaque, bien différent du souffle anévrysmal ; il est plus doux, plus éloigné et il est facile de reconnaître sa continuité constante et d'arriver à son maximum au niveau de la base du cœur.

On constate alors que le cœur est hypertrophié, sa pointe est abaissée et déviée à gauche, sans dilatation de la crosse. On trouve un double souffle de la base, le premier très distinct du souffle entendu au niveau de la tumeur.

Le second diastolique, aspiratif, ayant tous les caractères du souffle de l'insuffisance. Du reste, tous les autres signes de l'insuffisance existent, y compris le pouls capillaire sous-unguéal.

Examen pratiqué par M. F. Franck, le 4 décembre 1884. On a exploré simultanément les pulsations du cœur et celles de la tumeur, de la radiale et de la fémorale.

Ces diverses explorations confirment tout d'abord le diagnostic d'anévrysme et celui d'insuffisance aortique ; elles n'apportent aucun élément précis au sujet du diagnostic différentiel entre un anévrysme siégeant sur le trajet de l'aorte et un anévrysme du tronc cœliaque.

Un examen complémentaire permettra peut-être de déterminer certains faits mal fixés dans cette exploration, notamment la valeur absolue du retard des différents pouls sur le cœur : retard de la radiale sur le cœur = 12/100 de seconde au lieu de la valeur ordinaire 16 à 17/100. Cette réduction du retard est due à l'insuffisance aortique large.

La diminution du retard du pouls radial est très notable et représente environ 1/4 du retard normal.

Or le retard du pouls fémoral n'est pas réduit dans la même mesure, ce qui paraît confirmer l'hypothèse du siège aortique et abdominal de l'anévrysme.

L'existence chez cette malade d'une large insuffisance aortique et d'un anévrysme de l'aorte abdominale crée des conditions toutes spéciales pour l'étude du retard des différents pouls sur le cœur.

L'insuffisance aortique détermine par elle-même une diminution générale du retard du pouls, mais l'on devrait trouver partout semblable diminution, puisque la cause est cardiaque.

Or, il se trouve que le pouls carotidien et le pouls radial ont un retard diminué de 1/4, tandis que la réduction n'est que de 1/10 pour le fémoral.

Ce fait conduit à supposer qu'une influence capable de contre-balancer plus ou moins complètement l'effet atténuant de l'insuffisance aortique sur le retard du pouls, se manifeste dans le cercle inférieur de l'aorte.

Des influences de ce genre, la seule possible dans le cas présent, est celle d'une dilatation anévrysmale de l'aorte abdominale ou du tronc cœliaque à son origine.

5 décembre. La malade est soumise au repos absolu et prend 2 gr. d'iodure de potassium par jour.

Le 10. Comme la malade urine peu, à peine 800 gr., on lui donne une faible dose de poudre de digitale.

L'état général est toujours satisfaisant ; l'état du côté de la tumeur est peu modifié, pourtant le souffle semble moins bruyant et moins aigu.

Le 18. Amélioration notable. La malade n'a presque plus de douleurs ; les palpitations ont complètement disparu. La malade elle-même se trouve beaucoup mieux qu'au moment de son entrée à l'hôpital. Elle est maintenue constamment dans le décubitus dorsal.

Les battements de la tumeur sont moins forts, ils n'existent bien marqués qu'au niveau de la tumeur elle-même et ne se propagent plus vers le flanc, ainsi qu'on l'avait constaté au moment de l'entrée. L'expansion est bien moins marquée ; on la perçoit encore très nettement, mais elle se fait avec beaucoup moins d'énergie, et le soulèvement des parois abdominales est absolument localisé au niveau de la tumeur. Dans les flancs elle n'est pas perceptible. Les limites qui avaient été assignées à la tumeur et marquées sur la peau sont actuellement inexactes ; il est absolument évident qu'elle a diminué de volume.

29 décembre. L'amélioration est extraordinaire. L'état général est toujours satisfaisant ; mais les symptômes pénibles dont se plaignait la malade à juste titre, semblent avoir complètement disparu. La malade se lève et peut marcher sans ressentir de gêne au creux épigastrique : les douleurs au niveau des jambes, les névralgies du côté des lombes, les sensations pénibles du côté du ventre ont disparu. Il n'y a plus de palpitations, même après la marche. Lorsque l'on vient à palper la tumeur elle-même, on peut le faire, même en exerçant une certaine pression, sans déterminer la moindre sensation douloureuse. Le soulagement est considérable.

Le volume de la tumeur a considérablement diminué et il semble presque moitié moindre ; elle soulève encore la paroi abdominale à chaque systole ventriculaire ; mais par la palpation, on ne la sent plus sous la peau comme au moment de l'entrée de la malade ; elle semble plus profonde et il est besoin de déprimer assez fortement la paroi pour arriver à son niveau.

Les battements, l'expansion et le souffle existent encore mais extrêmement atténués ; ils ne possèdent plus les caractères de violence et d'énergie qui existaient au moment de l'entrée. L'iodure de potassium est continué à la dose de 3 grammes.

12 janvier 1885. La malade demande à sortir ; elle est dans un état aussi satisfaisant que possible. On ne peut affirmer que la guérison est certaine ; néanmoins les résultats obtenus par la médication iodurée, en un temps aussi court, les modifications heureuses survenues avec une aussi grande rapidité, la suppression presque complète de tous les phénomènes douloureux ou gênants, font supposer que l'amélioration persistera, et le résultat obtenu est déjà considérable, puisqu'il permet à la malade de vaquer à ses occupations sans douleurs et sans fatigue, ce qu'elle ne pouvait faire avant le traitement.

La malade est revue le 30 juin 1885 ; les troubles fonctionnels n'ont pas reparu. L'état de santé est aussi bon que possible. Depuis sa sortie de l'hôpital la malade a pu reprendre ses occupations. La marche n'est nullement pénible ; elle n'a plus eu de douleur ; les palpitations, les sensations précordiales pénibles n'ont pas reparu, elle se trouve complètement guérie, et n'était la présence de la tumeur elle-même, on pourrait croire effectivement à une guérison complète. Il faut se contenter d'une amélioration considérable jusqu'à présent.

L'examen de l'état local donne les résultats suivants ;

Le thrill persiste à trois travers de doigt au-dessous de l'appendice xiphoïde et à deux travers de doigt en dehors, il est très doux, à peine perceptible. On perçoit depuis une ligne horizontale passant à deux travers de doigt de l'ombilic, jusqu'à l'appendice xiphoïde, sur 1 ligne médiane, seulement des battements : ils sont doubles et isochrones à chaque systole ventriculaire.

A gauche, la tumeur s'étend à trois travers de doigt. A l'auscultation, souffle systolique unique, légèrement rude, au niveau du thrill et localisé au niveau de la tumeur, ne se propage en aucun point dans les parties voisines.

Double battement au niveau de la deuxième vertèbre lombaire. Le souffle n'est pas perceptible à la région dorsale ; en remontant un peu on entend le double souffle par propagation du souffle cardiaque.

Au cœur, à l'auscultation, double souffle à la base, la lésion aortique persiste avec ses caractères. Le deuxième souffle est moins rude que le premier, humé, aspiratif.

Dans les carotides, surtout dans la carotide gauche, on entend un souffle doux, propagation de celui du cœur.

OBSERVATION III. — *Anévrysme de la portion supérieure de l'aorte abdominale. — Dilatation de l'aorte thoracique et de la crosse. — Insuffisance aortique,* par DEBAYLE, interne provisoire (1).

La pièce que j'ai l'honneur de présenter à la Société, provient d'un malade mort d'une cystite chronique, dans le service du Dr Barié, à l'Hôtel-Dieu annexe.

Cet homme, âgé de 65 ans, franchement athéromateux, se plaignait depuis quelques mois d'oppression nocturne, de faiblesse générale et d'une douleur sourde, continue avec exacerbation pendant la marche, douleur siégeant au niveau des dernières côtes et plus accusée du côté gauche.

L'examen du cœur avait révélé une hypertrophie assez notable de cet organe. La matité pré-aortique était de 7 centim. environ. On entendait un souffle diastolique à la base près de la ligne médiane, se propageant le long du bord droit du sternum. Les radiales étaient rigides, flexueuses ; le pouls bondissant, régulier. Double souffle crural très intense. Pas de battements épigastriques.

A l'*autopsie* on constate une insuffisance aortique par dilatation, sans lésions apparentes des valvules qui conservent leur souplesse.

Hypertrophie du cœur portant surtout sur le ventricule gauche.

L'aorte est très dilatée, depuis son origine jusqu'à son passage au niveau du diaphragme. Elle mesure 10 centim. de circonférence.

A l'union de l'aorte thoracique avec l'aorte abdominale, entre les deux piliers du diaphragme, à un centimètre au-dessus du tronc cœliaque, on trouve une poche anévrysmale ovoïde, formée par la dilatation ampulliforme, régulière de tout le vaisseau. Cette poche mesure 11 centim. dans son diamètre vertical, 18 centim. de circonférence.

En ouvrant l'aorte on remarque que la surface interne est tapissée par des plaques arrondies ou ovalaires, plus ou moins saillantes, donnant à

(1) *Bull. Société anatomique,* juillet 1888, p. 713.

cette surface un aspect tomenteux. Ces plaques sont rouges, rouge gri-sâtre ou blanc jaunâtre. Les unes sont molles, d'autres cartilagineuses, d'autres calcaires. Çà et là on voit de petits foyers, de petites pustules athéromateuses.

La poche anévrysmale contient des caillots mous, noirâtres et est tapissée par une couche de caillots fibrineux stratifiés adhérents à la paroi. Au-dessous de cette couche on trouve des foyers d'athérome et des plaques calcaires comme dans le reste du vaisseau dilaté.

Une coupe faite à ce niveau montre que la dilatation porte sur les trois tuniques artérielles.

Au-dessous du tronc cœliaque l'aorte abdominale présente quelques plaques blanchâtres, mais son calibre est normal.

Les artères splénique, coronaire, stomachique et celles de la base du cerveau présentent aussi des plaques athéromateuses.

Les poumons, le foie, la rate, le cerveau et les autres organes ne présentent pas de lésions intéressantes à signaler.

OBSERVATION IV. — DUBOIS. Thèse, Paris, 1874.

Le nommé Tr.... (Louis), 62 ans, chef armurier de l'artilerie de la marine en retraite, entre à l'hôpital de la marine de Rochefort, salle 17, n° 9, le 20 mai.

Cet homme a antérieurement séjourné assez longtemps à l'hôpital pour fièvres intermittentes et anémie ; il se plaint de lassitude et de fatigue générale ; il dit éprouver de temps à autre des douleurs dans la région lombaire, douleurs se propageant aux membres inférieurs, mais qui n'ont point d'acuité très vive ; l'appétit est diminué, pas de fièvre ; cet homme est profondément anémié ; ses muqueuses sont fortement décolorées.

Du côté de la poitrine, rien à noter. En auscultant le cœur, on trouve un léger bruit de souffle au second temps et à la base, se propageant dans la direction de l'aorte.

Du côté de l'abdomen, il existe un peu d'ascite ; au toucher, on sent dans l'hypochondre droit, en avant du cæcum, une tumeur large, irrégulière, bosselée, mal limitée en arrière, sonore par places à la percussion, et rendant sur d'autres points un son mat.

Le malade, accusant de la constipation, on lui donne un purgatif, à la suite duquel plusieurs selles se produisent ; le malade dit éprouver un grand soulagement, la tumeur du cæcum, due à une accumulation de fèces dans cet organe est diminuée de volume, profondément, cependant, la région paraît comme empâtée et indurée. L'auscultation ne révèle aucun bruit de souffle.

Un traitement tonique est institué : le malade paraît s'en bien trouver, il se lève chaque jour, marche avec assez de facilité ; ses douleurs lombaires seules le font souffrir, son état n'inspire point cependant de vives inquiétudes ; les douleurs dont il souffre sont crues rhumatismales. Le 10 juin, à quatre heures du matin, cet homme meurt subitement.

On procède à l'autopsie vingt-quatre heures après la mort, voici ce que l'on trouve :

Habitude extérieure. — Amaigrissement assez considérable, légère teinte ictérique des téguments.

Cavité abdominale. — A l'ouverture de l'abdomen, on constate la présence d'une sérosité citrine, limpide s'élevant à peu près à un litre. Le gros intestin montre une coloration noirâtre, s'étendant jusqu'à deux travers de main au-dessus du cæcum ; cette partie offre de nombreuses adhérences avec le fascia iliaca, et une énorme dilatation en ampoule, dont les parois ne présentent d'autres altérations qu'un fort épaississement ; des matières fécales remplissent cette ampoule.

Foie. — Très hypertrophié, dégénérescence graisseuse avancée, présente à sa surface des traces de petits abcès, dont deux à la face supérieure et un à l'inférieure.

Reins. — Rien d'anormal.

En relevant le paquet intestinal au niveau de la partie du cæcum présentant les altérations dont nous avons parlé plus haut, au-dessous, on constate la présence d'une tumeur volumineuse, dure, pyriforme, à base inférieure, à sommet appuyé sur la face inférieure du diaphragme, au niveau et en avant du pilier droit.

Cette tumeur s'étend adossée au côté droit de la colonne vertébrale depuis la huitième vertèbre dorsale, jusqu'à la quatrième lombaire, elle mesure en hauteur 25 centimètres, et dans sa partie la plus volumineuse, située en bas dans la fosse iliaque droite, sa largeur de droite à gauche est de 15 centimètres. Cette tumeur a contracté des adhérences avec le mésentère, le diaphragme et la capsule rénale, elle est très adhérente à la colonne vertébrale, elle s'élève dans la cavité abdominale, et à droite de façon à soulever au-devant d'elle la partie cæcale du gros intestin; son épaisseur la plus grande en ce point est d'avant en arrière de 8 centimètres.

Après avoir rompu les adhérences de cette tumeur avec la colonne vertébrale, on constate que ce qui paraît être son pédicule se continue à travers l'anneau diaphragmatique réservé à l'aorte, et est constitué par les tuniques elles-mêmes de l'aorte, en avant du moins ou les trois tuniques sont retrouvées; en arrière la celluleuse seule apparaît, on est en présence d'un vaste anévrysme mixte externe produit à la partie postérieure de l'aorte, et devenu disséquant jusqu'à la bifurcation de l'aorte en iliaques primitives. A l'intérieur les parois sont tapissées en avant de dépôts feuilletés et stratifiés de fibrine. Les couches adossées à la paroi sont jaunes, sèches, fermes ; celles qui se rapprochent du courant sanguin sont molles et rosées. Entre les unes et les autres sont enfermées, de distance en distance, des masses de cruor d'un rouge brun, couleur chocolat.

L'aorte fait par sa paroi antérieure une saillie de plusieurs centimètres en avant du corps des vertèbres. En arrière les vertèbres, depuis la dixième dorsale jusqu'à la quatrième lombaire inclusivement, font partie du sac anévrysmal et présentent les lésions suivantes :

Le corps de la douzième dorsale est corrodé, détruit par places, présente une cavité de plusieurs centimètres de profondeur remplie du même dépôt fibrineux, qui forme les couches stratifiées antérieures, le disque intervertébral qui unit la douzième dorsale à la première lombaire est intact. La première et la deuxième lombaires présentent, elles aussi, des excavations profondes. Sur le côté gauche de ces vertèbres, les lésions sont plus étendues, mais elles sont plus profondes à droite où elles atteignent le fond de la gouttière vertébrale, et intéressent même quelques apophyses transverses qui ont disparu en grande partie en avant ; de sorte qu'en certains points, le ligament vertébral antérieur et les membranes d'enveloppe de la moelle sont directement en rapport avec le sac anévrysmal. Le disque intervertébral unissant la première à la deuxième lombaire est altéré.

Les fibres du muscle psoas-iliaque droit sont atrophiées.

Cavité thoracique. — La rupture de l'anévrysme s'est faite à la partie supérieure, d'où épanchement considérable de sang dans la cavité de la plèvre droite ; le poumon droit est refoulé en haut par un énorme caillot sanguin, mou, poisseux, diffluent, du volume d'un foie ordinaire.

Poumons. — Pas de lésions, congestionné à droite.

Péricarde. — Dégénérescence graisseuse du feuillet viscéral qui est épaissi.

Cœur. — Hypertrophie excentrique. Les valvules sont saines, mais immédiatement au-dessus des valvules sigmoïdes de l'aorte, on trouve des dépôts calcaires en forme d'écailles épaisses, imbriquées les unes sur les autres, formant une véritable cuirasse, et s'étendant jusqu'à la poche anévrysmale. L'aorte a l'apparence d'un tube rigide, qui crépite sous la pression des doigts, les écailles crétacées chevauchant les unes sur les autres. L'aorte présente par places les phases de la dégénérescence graisseuse et athéromateuse, depuis l'épaississement gélatineux, jusqu'à la plaque ossiforme. Un peu au-dessus de l'anneau du diaphragme, au niveau du sommet du sac anévrysmal, on trouve entre deux larges plaques athéromateuses, une déchirure de l'aorte par laquelle s'est produit l'épanchement sanguin dans la cavité de la plèvre droite, qui a amené la mort subite. L'ouverture du crâne n'a pas été faite.

Observation V. — *Anévrysme de l'aorte abdominale pris pour une tumeur carcinomateuse de l'abdomen*. Communiquée par M. Cambessis, avec présentation des pièces anatomiques (*Bull. Soc. anatom.*, 1852).

La maladie débute par des troubles du côté des voies digestives, coliques peu intenses, quelques vomissements, une constipation opiniâtre. Les douleurs d'abord vagues prirent bientôt une forme plus précise ; elles se fixèrent à la région lombaire, et de là s'irradièrent d'une part en ceinture jusqu'à la région épigastrique ; d'autre part en haut, dans le dos et dans les épaules ; en bas, dans les fesses et les cuisses.

Le malade fut traité à diverses reprises pour un lumbago : ventouses, bains de vapeur.

Il entra à l'Hôtel-Dieu le 17 décembre 1851.

Nous ne pûmes constater aucune douleur à la région lombaire. Ce n'est que du côté de l'épigastre que nous découvrîmes une tumeur d'un certain volume, sans que, du reste, nous ayons pu préciser sa nature, ni constater de battements.

Les douleurs et les troubles digestifs persistaient.

Le cœur offrait des battements très forts, sans bruits anormaux. Le pouls radial était plein et vibrant. Le pouls iliaque était très faible.

Le malade était pâle, amaigri, présentant des apparences de cachexie.

Nous conclûmes de cet ensemble que la maladie était une tumeur abdominale probablement carcinomateuse, siégeant dans le pancréas ou aux environs et comprimant l'aorte et une partie de tube digestif (de là, l'affaissement du poul fémoral et la constipation).

La digitale fut administrée pendant quelques jours pour calmer les battements du cœur. L'affaiblissement continua sa marche progressive.

Cependant, le 14 janvier au matin, rien ne faisait présager une fin imminente. Le soir, le malade était mort.

Autopsie (résumée). — Pancréas sain. En arrière de lui ; tumeur oblongue longitudinalement et du volume des deux poings, c'est un anévrysme. Il commence presque avec l'aorte abdominale, entre les piliers même du diaphragme, vers la seconde vertébre lombaire. Il a en hauteur une étendue de plus de deux décimètres et en largeur un décimètre et demi environ.

Observation VI. — *Anévrysme de l'aorte abdominale. — Diagnostic.* Hôpital Laënnec, service de M. Damaschino (Communiquée à la Société clinique, par M. Thérèse, interne des hôpitaux (janvier 1889).

Le malade se plaint simplement d'une douleur légère ayant son siège dans l'hypochondre droit, semblant suivre le dixième espace intercostal et que la pression exagère.

Le foie, de volume normal, ne paraît pas être le siège de cette douleur ; l'appétit est conservé, les digestions se font facilement, et les phénomènes fonctionnels se réduisent, somme toute, à quelques symptômes douloureux.

L'examen physique ne relève d'abord que des signes de sénilité ; artères dures et sinueuses, avec sénilité et cataracte, au début du côté gauche. Les poumons paraissent sains, et à l'auscultation on trouve seulement au cœur un léger souffle diastolique, ayant son maximum à la base du côté droit du sternum, et se propageant dans les vaisseaux du cou.

Mais, en palpant l'abdomen, on perçoit près de la ligne médiane, en avant des vertèbres lombaires, une tumeur du volume d'un petit œuf de poule, profonde, et qui est manifestement le siège de battements synchrones avec le pouls radial, et des mouvements d'expansion. Quand on applique le stéthoscope, en évitant de comprimer la tumeur, on entend nettement un souffle unique, assez intense, quoiqu'à timbre très doux, et coïncidant avec la systole cardiaque.

Les battements de l'artère fémorale ne présentent aucune modification. En présence de ces différents symptômes on porte le diagnostic d'anévrysme de l'aorte abdominale.

Ce malade, qui avait quitté l'hôpital, rentre le 20 novembre ; affecté de broncho-pneumonie, dont il meurt.

La tumeur n'a subi aucune augmentation de volume ; on observe toujours des battements et des mouvements d'expansion, mais le souffle a disparu complètement.

Autopsie. — Sur l'aorte abdominale à deux ou trois centimètres de la naissance des iliaques, on trouve une tumeur anévrysmale d'une longueur de cinq à six centimètres, et n'occupant que la partie antérieure du vaisseau.

La colonne vertébrale est intacte, ainsi que la face postérieure de l'aorte qui lui est accolée.

CONCLUSIONS

I. — Les anévrysmes de l'aorte abdominale sont beaucoup moins rares que l'on ne croit généralement. Dans un quart des cas environ ils restent latents jusqu'à la mort ou donnent lieu à des erreurs de diagnostic qui ne sont reconnues qu'à l'autopsie.

II. — Pour éviter ces erreurs il faut songer à la possibilité de ces anévrysmes et en chercher les signes chaque fois que l'on se trouve en présence d'une affection abdominale mal déterminée.

III. — Le signe pathognomonique de cette affection est l'expansion perçue en palpant la tumeur avec les deux mains placées l'une en avant et l'autre en arrière de l'abdomen.

IV. — A défaut du signe d'expansion, on trouvera des renseignements précieux dans l'examen attentif et comparé des pulsations artérielles au-dessus et au-dessous de la portion abdominale de l'aorte.

V. — Dans deux cas où nous avons vu un anévrysme de l'aorte abdominale coexister avec une insuffisance aortique, cette coïncidence a donné lieu à des phénomènes dignes de remarque : la tension artérielle se trouvait considérablement abaissée et les symptômes cérébraux tels que vertiges, éblouissements, maux de tête, si fréquents dans les cas d'insuffisance, faisaient complètement défaut, le pouls de Corrigan manquait également.

En un mot l'insuffisance des valvules sigmoïdes de l'aorte ne se révélait plus que par le souffle diastolique de la base.

INDEX BIBLIOGRAPHIQUE

Buscarlet. — *Bulletin Société anatomique*, 1890.
Cambessis. — *Bulletin Société anatomique*, 1852.
Dacquet. — Thèse. Paris, 1890.
Debayle. — *Bulletin Société anatomique*, 1889.
Suton. — *Dict. Jaccoud*. Art. Aorte.
Charcot et **Ball.** — *Dict. encyclopédique*, Maladies de l'aorte.
Léon Lefort. — *Dict. encyclopédique*, Anévrysmes.
Dubois. — Thèse. Paris, 1874.
F. Franck. — *Bulletin de Société de biologie*, 1878.
Jamain et **Terrier.** — *Pathologie externe*.
Lebert. — *Ueber das anevrysma der bauch aorta und irher zuseige.* Berlin, 1865
Marey. — *Physiologie médicale de la circulation du sang*, etc. Paris, 1863.
Rendu. — *Cliniques médicales*, tome I.
Simon Pietri. — Thèse de Paris, 1884.
Stokes. — On the diag. of the anevrysme. *Dublin med. Journ.*, 1834.
   — *Maladies du cœur et de l'aorte.*
Thérèse. — *Bulletin de la Société clinique*, janvier 1890.
Walther et **Gosselin.** — *Dict. de médecine et de clinique pratiques.*
Walshe. — *Diseases of the heart and great Vessels.* London, 1862.

IMPRIMERIE LEMALE ET Cie, HAVRE